ESSAI

SUR LES

CATARACTES LENTICULAIRES SPONTANÉES

DE L'ENFANCE

Par Alphonse **DURAND**

DOCTEUR EN MÉDECINE

ANCIEN ÉLÈVE EN MÉDECINE ET EN CHIRURGIE DES HÔPITAUX DE PARIS
ANCIEN INTERNE DE L'HOSPICE GÉNÉRAL D'AUXERRE
ANCIEN INTERNE DE L'HÔPITAL CIVIL ET MILITAIRE DU HAVRE

PARIS

ADRIEN DELAHAYE, LIBRAIRE-ÉDITEUR

PLACE DE L'ÉCOLE-DE-MÉDECINE

1874

ESSAI

SUR LES

CATARACTES LENTICULAIRES SPONTANÉES

DE L'ENFANCE

Par Alphonse **DURAND**

DOCTEUR EN MÉDECINE

ANCIEN ÉLÈVE EN MÉDECINE ET EN CHIRURGIE DES HÔPITAUX DE PARIS
ANCIEN INTERNE DE L'HOSPICE GÉNÉRAL D'AUXERRE
ANCIEN INTERNE DE L'HÔPITAL CIVIL ET MILITAIRE DU HAVRE

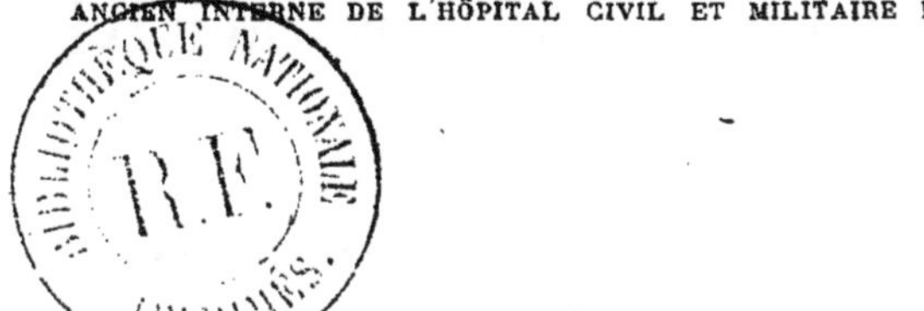

PARIS
ADRIEN DELAHAYE, LIBRAIRE-ÉDITEUR
PLACE DE L'ÉCOLE-DE-MÉDECINE

1874

A LA MÉMOIRE

DE

MON EXCELLENTE MÈRE

Regrets éternels.

INTRODUCTION

La cataracte est considérée généralement comme l'apanage de la vieillesse; cependant l'âge mûr et l'enfance ne sont point exempts de cette infirmité. Chez l'enfant en particulier, l'existence d'une opacité cristallinienne doit exercer sur les destinées du jeune être une telle influence, qu'il est très-important de savoir reconnaître à temps et surtout de savoir porter remède au trouble survenu à un organe aussi nécessaire que l'œil; c'est là ce qui nous a conduit à grouper les connaissances acquises sur les cataractes observées chez les enfants.

Il existe chez les enfants plusieurs variétés de cataracte qui doivent être étudiées isolément, à cause des différences capitales qu'elle présentent, soit au point de vue du pronostic, soit au point de vue de l'intervention chirurgicale.

Si par l'examen complet et détaillé de la forme, de l'étendue d'une opacité du cristallin, on peut reconnaître qu'on a affaire à une variété connue cliniquement, comme *stationnaire* (cataracte zonulaire) et qu'il est encore dans le cristallin une partie transparente suffisante pour l'exercice de la vision, la conduite à tenir sera nettement tracée.

Si l'opacité cristallinienne est très-étendue, si la cataracte est progressive, l'intervention chirurgicale sera toute autre. (Cataracte complète.)

Lorsque le trouble du système cristallinien occupe une région spéciale, le pôle postérieur ou le pôle antérieur, le pronostic et le traitement différeront encore.

Nous étudierons donc successivement les différentes variétés de cataractes observées, soit sous l'aspect qu'elles affectent au début, soit sous celui qu'elles présentent lorsqu'un temps prolongé les a profondément modifiées.

Cataractes lenticulaires spontanées :

1° Cataracte zonulaire: cataracte polaire postérieure: cataracte complète (molle);

2° Cataracte régressive; cataracte aride-siliqueuse; cataracte burséolée.

La cataracte pyramidale présente une invidualité telle qu'elle ne rentre pas dans le cadre que nous nous sommes tracé; et comme elle méritait une description à part, nous avons dû la laisser de côté.

Nous commencerons par exposer quelques considérations anatomiques et anatomo-pathologiques sur le cristallin et les altérations qu'il subit dans la cataracte.

ESSAI

SUR LES

CATARACTES LENTICULAIRES SPONTANÉES

DE L'ENFANCE

CHAPITRE PREMIER.

ANATOMIE.

Cristallin. — Le milieu ou sommet de chaque face du cristallin porte le nom de pôle ; la droite qui réunit les deux pôles s'appelle l'axe ; la longueur de cet axe mesure l'épaisseur du cristallin. Sur le cadavre l'épaisseur est comprise entre 4 et 5 millimètres ; dans l'œil vivant, elle est moindre pendant le repos de l'accommodation, 3^{millim} 5e en moyenne (Helmholtz), et n'obtient 4 millimètres que quand l'œil s'adapte pour la vision d'objets rapprochés. Les deux faces du cristallin se coupent suivant une circonférence qui forme le bord ou la périphérie de l'organe, et qu'on désigne ordinairement sous le nom d'équateur ; le diamètre de l'équateur représente la largeur du cristallin et mesure de 9 à 10 millimètres sur le cadavre de l'adulte. Le bord du cristallin n'est par tranchant ; il est mousse. — Cette lentille organique a en moyenne un volume d'un peu moins de un quart de centimètre cube.

On sait d'une manière générale, par les analyses de Berzélius et d'autres savants, que chez l'homme, la substance de la lentille renferme en moyenne 60 pour 100 d'eau, 35 pour 100 de matières albuminoïdes solubles, 2,5 pour 100 de matières albuminoïdes insolubles, représentant l'enveloppe des fibres du cristallin; 2 pour 100 de principe gras, avec des traces de cholestérine et au plus 0,5 pour 100 de cendres (phosphates, sulfates et chlorures alcalins). Les recherches de Payen nous ont appris de plus que, chez les mammifères, la matière solide diminue de la superficie au centre.

La lentille cristalline est maintenue en place par le prolongement du feuillet antérieur de la zonule de Zinn, prolongement qui, arrivé au niveau du bord du cristallin et un peu en avant, se soude à l'enveloppe de cet organe et joue ainsi le rôle de ligament suspenseur (Bowman). On sait que le feuillet postérieur de la zonule de Zinn n'est autre chose que la continuation de la membrane hyaloïde, et qu'il passe en arrière du cristallien pour venir se mouler sur la face postérieure de ce corps; la dépression ainsi formée par la membrane hyaloïde pour loger la convexité postérieure de la lentille organique, est connue sous le nom de fossette hyaloïde ou fossette lenticulaire. Les deux feuillets ou lames dont nous venons de parler, et le bord circulaire du cristallin, circonscrivent une petite cavité annulaire, à section triangulaire; c'est le canal godronné de Petit, qui contient, dit-on, quelques gouttelettes d'un liquide séreux. Ce canal ne communique pas avec l'intérieur du cristallin, ni avec aucune cavité du globe oculaire. La face antérieure du cristallin est baignée par l'humeur aqueuse, et en contact avec la surface postérieure de l'iris, dans une grande partie de l'étendue de cette membrane; ce n'est guère qu'au niveau de sa grande circonférence que l'iris cesse de s'apliquer sur le cristallin, et contibue ainsi à limiter un espace annulaire représentant la chambre postérieure.

Constitution anatomique. — Structure. — On distingue dans le cristallin une enveloppe ou capsule cristalline, comprenant une membrane et des cellules qui la tapissent, un contenu ou tissu cristallinien, composé de fibres et d'une substance interfibrillaire. La réunion de ces divers éléments constitue ce qu'on appelle l'appareil cristallinien, ou encore le système du cristallin.

(a) Capsule du cristallin. — C'est une membrane anhyste d'une transparence parfaite, formant un sac sans ouverture, qui renferme dans son intérieur le tissu propre de la lentille cristalline ; les rapports de la capsule avec les parties circonvoisines sont nécéssairement les mêmes que ceux qui ont été indiqués pour l'ensemble du cristallin.

La portion de la capsule située en avant de l'équateur du cristallin porte le nom de cristalloïde antérieure ; la portion qui recouvre la face postérieure de la lentille organique est appelée cristalloïde postérieure. Cette dernière adhère avec une grande force à l'hyaloïde du corps vitré, et ne peut en être détachée.

Les deux cristalloïdes diffèrent l'une de l'autre sous deux rapports : l'antérieure, ou du moins sa région centrale, à partir de l'endroit où elle reçoit l'insertion du ligament suspenseur, est notablement plus épaisse que la postérieure ; l'épaisseur de la capsule est en effet de $0^{mm}0010$ en moyenne au pôle antérieur, et de $0^{mm}0008$ au pôle postérieur chez l'adulte; chez l'enfant la capsule antérieure présente une épaisseur qui se rapproche de celle de la capsule postérieure. La surface interne de la cristalloïde antérieure est tapissée d'un épithélium pavimenteux, tandis que la cristalloïde postérieure en est entièrement dépourvue et se trouve en contact immédiat avec les fibres cristallines. L'épithélium de la cristalloïde antérieure est composé de cellules polyédriques aplaties d'une largeur moyenne de $0^{mm}0032$, pourvues d'un noyau sphérique qui renferme lui-même un ou deux nucloles (de Becker). Après la naissance, il n'y a qu'une seule couche de ces cellules ; mais chez l'embryon on en observe un plus grand nombre.

D'après les recherches de de Becker (1858), les cellules pavimenteuses dont il vient d'être question n'occuperaient pas, comme ont l'a dit à tort, toute l'étendue de la surface interne de la cristalloïde antérieure ; à leur place on trouve à la région équatoriale, au niveau de l'insertion du ligament suspenseur, une accumulation de noyaux à contours irréguliers, mais très-nets, présentant fréquemment des indices de segmentation. De Becker désigne ces noyaux sous le nom de cellules formatrices, et les considère comme des éléments générateurs des fibres cristallines ; il a pu observer le passage d'une forme à l'autre en poursuivant l'examen vers le pôle postérieur. Ces cellules formatrices ou embryonnaires avaient déjà été signalées avant le travail de de Becker, par Hulke (1858).

(b) Tissu du cristallin proprement dit. — La masse contenue dans l'intérieur de la capsule cristalline, c'est-à-dire le parenchyme de l'organe, se compose en majeure partie de fibres. La forme de ces éléments anatomiques est celle d'un prisme aplati et très-allongé, à section hexagonale ; chaque fibre présente donc l'aspect d'une bandelette ayant deux surfaces opposées qui correspondent aux larges faces du prisme, et deux bords aigus formés par l'intersection à angle aigu de deux faces plus petites.

Les fibres du cristallin ne présentent pas toutes les mêmes caractères ; celles des couches superficielles ou corticales possèdent une enveloppe amorphe excessivement mince, et un contenu liquide visqueux, de nature albumineuse ; elles renferment en outre dans leur intérieur un noyau, un seul par fibre. De là le nom de fibres à noyau ou fibres nuclées (C. Robin) donné à ces éléments anatomiques, découverts et figurés pour la première fois par Samuel Bigelow en 1849. Les noyaux occupent le milieu de la longueur de chaque fibre et se trouvent ainsi répartis sur une zone ondulée, dite zone des noyaux, dont les ventres sont situés en avant de l'équateur du cristallin et les creux en arrière de ce plan. Les fibres des couches profondes sont dépourvues de noyaux ; leur contenu est solide et résistant ; leurs bords présentent des dentelures qui ont valu à cette variété de bandelettes cristallines le nom de fibres dentelées ; les bords des fibres nuclées sont, au contraire, lisses. Ces dernières se distinguent encore des fibres dentelées par diverses particularités, et notamment par leurs dimensions; les fibres des couches superficielles ont une largeur de 0mm0020 en moyenne, et une épaisseur de 0mm0005 ; ces valeurs se réduisent environ de moitié dans les couches profondes, qui constituent ce que l'on appelle le noyau du cristallin.

On aurait tort de voir dans les fibres nuclées et dans les fibres dentelées deux espèces distinctes ; au fond, il n'y a là qu'un seul élément anatomique, la cellule formatrice de de Becker ou cellule embryonnaire, arrivée à deux époques différentes de son évolution; les fibres nuclées sont des éléments jeunes qui, en vieillissant, perdent de plus en plus le caractère de leur origine cellulaire ; le noyau de la cellule disparaît peu à peu, le contenu s'épaissit, finit par se solidifier, des aspérités se dessinent sur les bords, et la fibre nuclée s'est transformée en fibre dentelée. Le tissu cristallinien renferme encore un autre élément dont les belles recherches de de Becker ont démontré l'existence. D'après cet habile micrographe, l'axe de la lentille et les cloisons qui s'en détachent pour former les figures étoilées, seraient remplis d'un liquide visqueux, homogène, de nature albuminoïde, d'une transparence parfaite et d'un pouvoir réfringent égal à celui des fibres ; de petits canaux ménagés entre les fibres permettraient à cette même substance interfibrillaire de circuler dans toutes les couches du cristallin. Le professeur de Helsingfors pense, non sans raison, que les canaux interfibrillaires et le liquide qui les remplit sont appelés à jouer un rôle dans les changements de forme du cristallin et dans l'évolution des processus pathologiques de cet organe.

De Becker a aussi émis, sur l'origine du liquide de Morgagni, une opinion différente de celle qui est généralement reçue. On sait, contrairement à ce que croyait Morgagni et surtout Petit, que pendant la vie il n'existe pas de liquide entre la capsule et la lentille cristalline ; le liquide que l'on trouve quelque temps après la mort est un effet d'altération cadavérique, et on le considérait jusqu'à ce jour comme provenant de la fonte des cellules épithéliales. Pour de Becker, les fibres les plus superficielles laissent échapper leur contenu peu de temps après la mort, et ce liquide, mêlé à la substance interfibrillaire, constituerait l'humeur de Morgagni.

Le cristallin, après la naissance, ne renferme ni vaisseaux ni nerfs ; les matériaux destinés à sa nutrition ne lui arrivent que par voie d'endosmose, principalement à travers l'humeur aqueuse, qui baigne en même temps le riche plexus vasculaire des procès ciliaires.

Pendant la période embryonnaire, la capsule du cristallin est enveloppée de tous côtés par un réseau vasculaire appelé membrane capsulo-pupillaire.

Une branche de l'artère centrale de la rétine traverse, sous le nom d'artère capsulaire ou hyaloïdienne, le corps vitré, et vient aboutir à la membrane capsulaire, au niveau du pôle postérieur du cristallin ; en avant, les vaisseaux de cette membrane communiquent avec ceux des procès ciliaires et de l'iris. Dans les deux derniers mois de la vie intra-utérine, le système vasculaire transitoire disparaît en totalité.

CHAPITRE II.

ANATOMIE PATHOLOGIQUE DE LA CATARACTE COMPLÈTE.

Histologie. — 1° Couche éphitéliale. — Les cellules prennent un aspect pointillé et grenu, qui les fait ressembler à des cellules dont le liquide interne aurait été coagulé par un procédé quelconque ; il est dû, en effet, à la coagulation du liquide de l'intérieur des cellules, mais aussi à l'infiltration de celles-ci par de petites granules de graisse, ainsi que le démontre l'action de l'éther. Les cellules malades sont exclusivement bornées aux points de la capsule qui se trouvent en regard de l'opacité. L'adhérence des cellules à la capsule n'est point diminuée. Parfois elle a augmenté entre elles et le cristallin, de façon à contribuer à la rétention de la lentille, qui refuse alors de quitter l'œil, dans l'opération de l'extraction, bien que la cornée et la capsule soient largement ouvertes.

Les cellules augmentent aussi considérablement de volume, de façon à devenir de deux à trois fois plus grandes, tandis que le noyau, lui, diminue, au contraire, et tend à disparaître; mais cette altération, qui s'observe chez tous les cataractés, ne leur est point exclusive, car elle se remarque aussi dans des cristallins de vieillards non cataractés.

Immédiatement au-dessous de la couche épithéliale, entre elle et la couche des cellules de Morgagni, on trouve une couche grenue qui enveloppe tout le cristallin; elle est d'un gris jaunâtre, et formée par l'accumulation de granules, dont le volume varie de 0mm0009 à 0mm0024. Ils ne siégent dans aucun des éléments connus du cristallin, mais forment, comme nous l'avons dit, une couche continue, étendue à toute la surface de la lentille. Elle est constituée, en grande partie, par de la graisse, car, lorsqu'on la traite par de l'éther, elle se dissout et met à nu la couche des corpuscules de Morgagni altérés; il se forme des gouttelettes de graisse liquide, des cristaux aciculaires, qui sont probablement de la stéarine; enfin, des granules isolés, également insolubles dans la potasse caustique et l'acide acétique. D'autres fois, au lieu de rester isolés, ils sont réunis par petites masses de 0mm09 à 0mm05, ayant quelquefois une forme arrondie, ce qui leur donne une ressemblance éloignée avec les globules inflammatoires; mais le plus souvent leur forme est très-irrégulière. Il est rare que l'on puisse voir ces granules sur des cristallins extraits par l'opération; ordinairement la continuité de la couche dont ils se composent est rompue, au moment où la lentille franchit la pupille ou la plaie de la cornée.

2° *Corpuscules de Morgagni.* — Ils ont toujours subi une altération dans la cataracte; au lieu de former une couche continue, ils se présentent constamment plus ou moins dissociés, et il est rare d'en trouver qui soient complétement intacts; presque toujours, quand ils ne sont pas déformés, la coloration en est au moins fort changée ; elle est devenue jaunâtre, ne laissant passer qu'incomplétement la lumière, ou la réfractant fortement, de sorte qu'ils ressemblent à de grosses gouttes d'huile. Mais, de plus, le volume de ces corps est plus souvent augmenté jusqu'à acquérir 0^{mm}037. Ils changent aussi de forme, s'allongent, deviennent irrégulièrement ovalaires, ou même affectent une disposition plus irrégulière encore, et leur enveloppe laisse apercevoir un double contour. Quand on parvient à les écraser, on voit qu'ils ont à leur intérieur une substance grenue, qui n'est évidemment que le liquide albumineux qu'ils renferment à l'état normal et qui se trouve coagulé par l'action morbide inconnue qui préside à la formation de la cataracte. On voit la plupart du temps flotter, parmi les corpuscules de Morgagni altérés, des gouttelettes de graisse plus ou moins volumineuses et parfaitement reconnaissables.

3° *Corpuscules et fibres embryonnaires.* — Les corpuscules prennent la teinte jaunâtre, ce qui les rend moins transparents et plus apercevables en une couche distincte ; il en est de même des fibres embryonnaires qui, à peine visibles sur un cristallin sain qui n'a subi aucune préparation, deviennent ici extrêmement marquées.

4° *Bulbes et fibres bulbaires.* — Ils semblent disparaître et il est rare qu'on en retrouve des débris reconnaissables dans les cristallins cataractés. Peut-être, vu l'extrême ténuité de la couche dont ils se composent, est-elle plutôt détruite par les manœuvres opératoires que par le travail pathologique.

5° *Fibres nuclées.* — L'altération principale qu'elles subissent pour la plupart, et c'est Ch. Robin qui l'a, le premier, signalée, consiste dans la disparition des noyaux. Le même auteur a, de plus, reconnu qu'elles se rétrécissent de façon qu'après avoir été les plus larges de celles qui composent le cristallin, elles en deviennent les plus étroites et forment des faisceaux ressemblant à ceux formés par les fibres du tissu fibrillaire ou cellulaire.

Elles présentent une opacité générale grisâtre, légèrement

grenue, très-évidemment due à la coagulation de leur liquide interne. Outre ces granules, si petits que l'on ne peut les mesurer, l'intérieur des fibres en contient d'autres, dont le volume varie de 0mm0009 à 0mm0003; les uns offrent tous les caractères de la graisse; ils disparaissent sous l'action de l'éther; les autres ne sont détruits ni par ce réactif, ni par la potasse caustique, ni par les acides.

Ces fibres présentent encore une autre altération : on les voit se fondre ensemble par leurs bords, et finir par constituer des plaques plus ou moins étendues et irrégulières, sur lesquelles on ne distingue plus de traces, ni de noyau, ni de la forme des fibres. Elles ressemblent assez ainsi à des cristaux de cholestérine déformés, mais on les en distingue en ce que la potasse caustique ne les dissout pas.

6° *Fibres rubannées.* — Elles subissent les mêmes altérations que les fibres nuclées ; opacité générale grisâtre, aspect grenu et transformation des fibres réunies par leurs bords en plaques plus ou moins irrégulières.

7° *Fibres dentelées.* — Elles constituent à elles seules, ainsi que nous l'avons dit, tout le noyau cristallinien. Dans la cataracte, elles offrent une opacité générale, qui au lieu d'être grisâtre, comme celles des fibres nuclées et rubannées, qui forment les couches corticales, est d'un jaune plus ou moins foncé, suivant la teinte à laquelle le noyau est parvenu. Cette opacité est rarement égale partout; le plus souvent elle est notablement plus prononcée vers les parties superficielles, et va en diminuant à mesure que l'on se rapproche du centre du noyau. Elle est due à la coagulation du liquide interne; le liquide, en se coagulant, semble avoir pris du retrait et s'être écarté des parois de la fibre, pour se masser au centre du canal dont chacune d'elles paraît fournie. Cette masse coagulée offre successivement des parties plus larges et d'autres plus rétrécies; l'espace qui existe entre elle et la partie interne de la fibre demeure en général plus transparent que le reste, tandis que l'extrême bord de la fibre est accusé par une ligne bien noire, ce qui permet de reconnaître les dentelures beaucoup plus facilement qu'à l'état normal. Ces fibres offrent comme une sorte de double contour d'un contenu contracté sur lui-même; et présentent des alternatives de dilatation et de resserrement, mais ces particularités sont vagues et comme dessinées à l'estompe.

Les fibres dentelées peuvent être encore, comme les autres, infiltrées de granules, dont les uns, graisseux, se dissolvent dans l'éther, tandis que les autres résistent à tous les réactifs. Une partie de ces granules sont bien évidemment contenus dans les fibres; d'autres constituent de petites plaques grenues, opaques, qui paraissent disséminées entre les différentes couches de fibres. L'opacité grisâtre de la circonférence du cristallin cataracté, est due à la coagulation du liquide interne et au dépôt de granules graisseux et autres; on aperçoit des opacités partielles, constituées, les unes par des taches grisâtres irrégulières, plus foncées au centre, et dont la teinte s'efface graduellement, les autres formées de lignes irrégulières, ponctuées, ressemblant à de la poussière qui, d'abord tenue en suspension dans un liquide, s'en serait précipitée par le repos. A un plus fort grossissement, on reconnaît que les lignes ponctuées sont produites par les extrémités des fibres cristallines, qui ont été coupées à des niveaux différents et laissent voir la matière opaque qu'elles contiennent; leurs dentelures sont aussi très-apparentes; elles ressemblent alors en miniature à des stalactites suspendues à une voûte.

En résumé, voici les conclusions qu'on peut tirer de ce qui précède, en ce qui concerne les cataractes molles :

1° La maladie débute toujours par la superficie du cristallin, très-probablement par la couche des cellules épithéliales, et commence au niveau de la circonférence de la lentille, tantôt par la face antérieure, tantôt par la postérieure, le plus souvent peut-être par les deux faces ;

2° Elle est caractérisée à la simple inspection, à l'œil nu et au toucher, par un changement notable dans la transparence, qui est plus ou moins complétement perdue; dans la coloration qui devient gris blanchâtre;

3° Le microcospe fait voir que l'opacité est surtout due : (*a*) à la coagulation des fluides albumineux contenus dans les divers éléments du cristallin; (*b*) à un dépôt de matières grasses qui se présentent sous la forme de gouttelettes plus ou moins volumineuses, des cristaux de cholesterine ou de granules solubles dans l'éther; (*c*) à la présence de petits granules insensibles à l'action de tous les réactifs employés d'ordinaire. Ces deux éléments forment d'abord une couche continue à la surface du cristallin, immédiatement au-dessous de la couche épithéliale; ils se rencontrent de plus disposés à l'intérieur de tous les éléments constitutifs de la lentille.

Ceux-ci paraissent n'avoir éprouvé que peu ou pas de déformation, à part les corpuscules de Morgagni et les fibres nuclées.

4° Les altérations subies par le cristallin et surtout par les couches superficielles, où résident les éléments de formation, sont trop compliquées, d'une nature trop fâcheuse, pour que l'on puisse les modifier avantageusement au moyen d'un traitement médical.

Telles sont les modifications que subit le cristallin, dans l'immense majorité des cataractes dites molles.

Dans la cataracte liquide on trouve dans la capsule un liquide opalin demi transparent ou d'un blanc laiteux plus ou moins opaque.

1° Le liquide de la cataracte se compose d'un fluide tenant en suspension un nombre considérable de fines granulations grisâtres d'un diamètre à peine commensurable et douées d'un mouvement Brownien plus ou moins vif;

2° Ce liquide tient en suspension un nombre considérable de petites gouttes ou granulations pâles, à couleur nette, refractant peu la lumière, et larges de $0^{mm}001$ à $0^{mm}005$. Leur faible pouvoir réfringent, leur solubilité dans l'ammoniaque, comme les suivantes, portent à croire que les unes et les autres sont de même espèce et

3

ne diffèrent que par leur volume. Ces gouttelettes sont si abondantes qu'elles se touchent dans le champ du microscope;

3° On y remarque, en outre, une proportion de gouttes parfaitement sphériques, d'une homogénéité parfaite, à bords extrêmement pâles et réguliers, réfractant faiblement la lumière et offrant une légère teinte rosée, quelquefois à peine prononcée;

4° Toutes les fois que là surface du cristallin flottant dans le liquide est elle-même ramollie, presque diffluente et plus ou moins opaque, on trouve en outre dans ce liquide: (*a*) soit des gouttes plus foncées, à contours sinueux, à stries concentriques; (*b*) soit des corpuscules solides homogènes; (*c*) soit des corps granuleux spéciaux.

Ces trois éléments sont considérés par Ch. Robin comme des productions morbides de nouvelle formation et n'existant plus dans le cristallin normal; ils se rencontrent aussi dans les autres espèces de cataractes.

5° Quelquefois, mais rarement, on trouve des cristaux de cholestérine en suspension dans le liquide de la cataracte.

L'anatomie pathologique, sans rien indiquer de positif sur la cause de cette altération de la couche superficielle du cristallin, fait connaître au moins, d'une manière exacte, quelle est la partie de la lentille qui est le siége de cette altération, et démontre qu'elle consiste en une liquéfaction et une réduction en gouttelettes de la substance des cellules et des tubes à noyaux de la couche superficielle de l'organe.

Dans la cataracte régressive et pierreuse, caractérisée par la présence d'une grande quantité de sels calcaires, ceux-ci se déposent à la face interne de la capsule sous des formes variées, après que la substance cristallinienne a été résorbée. Ce sont, en général, des amas de corpuscules jaunâtres, à centre clair et à contour noir net, se dissolvant sans effervescence dans l'acide chlorhydrique et ne laissant qu'un résidu grenu. Quelquefois la consistance du cristallin est à peine altérée; dans d'autres cas, il présente une couche plus ou moins épaisse, ayant la consistance dure et la fragilité d'une coquille d'œuf; en outre, ce qui reste du cristallin a, tantôt la consistance du plâtre mouillé, tantôt une dureté pierreuse. Si l'on porte un fragment sous le microscope, on n'aperçoit qu'une masse opaque qui se dissout avec effervescence dans les acides et ne laisse, le plus souvent, qu'un résidu à peine appréciable. D'autres fois cependant, la trame distincte du cristallin et les fibres dentelées s'y font encore reconnaître; les cristallins ne se trouvent que dans des yeux profondément désorganisés et ne peuvent être considérés comme constituant des cataractes simples. Ils ont été souvent pris pour des cataractes *osseuses*, mais celles-ci en diffèrent essentiellement et sont très-rares, tandis que les *pierreuses* le sont fort peu.

Cataracte secondaire. — Lorsque les fibres cristalliniennes ont subi l'action de l'humeur aqueuse, qu'elles ont été résorbées en grande partie, quelquefois il se forme une sorte de toile opaque, membraneuse, plus ou moins épaisse, nommée *cataracte secondaire;* dans ces cas, c'est la capsule qui en est cause.

La transparence de la capsule peut être troublée :

1° Par le dépôt, à sa surface, d'une couche plus ou moins épaisse de lymphe coagulable ou de fibrine, adhérant faiblement à la face externe de la capsule. Quand on la traite par l'acide acétique, on reconnaît qu'elle est formée de fibres plus ou moins tortueuses et parallèles; par places la substance est amorphe et comme grenue;

2° Par le dépôt de sels calcaires (phosphates et carbonates de chaux ; cataracte capsulaire phosphatique) étroitement appliqués sur les deux faces de la capsule antérieure, qui a été ouverte, et alors aussi sur la face interne de la cristalloïde postérieure.

Ces sels calcaires se déposent aussi souvent dans l'épaisseur des fausses membranes et des couches de fibres cristallines dont les capsules opaques sont le plus souvent doublées ;

3° Par le dépôt de fibres cristallines, toujours plus ou moins enveloppées de lymphe plastique et quelquefois de sels de chaux;

4° Par le dépôt de pigment de l'uvée se présentant sous la

forme de taches noires et irrégulières, sur la face irienne de la cristalloïde antérieure ;

5° Par le dépôt de graisse, qui se présente sous forme de gouttelettes d'un jaune foncé tirant sur le brun. Le plus souvent infiltrée dans la fausse membrane, elle paraît parfois directement appliquée sur la capsule, d'autres fois infiltrée dans les cellules altérées de la capsule.

CHAPITRE III.

ÉTIOLOGIE DE LA CATARACTE CHEZ L'ENFANT.

Le mécanisme pathologique, par lequel le cristallin transparent devient plus ou moins rapidement opaque, est encore mal connu. Quelques expériences pratiquées sur les animaux ont démontré que l'introduction dans l'économie de solutions salines concentrées et très-avides d'eau, pouvait produire une cataracte. Ainsi le sel marin, l'azotate de soude injectés dans les espaces lymphatiques sous-cutanés des grenouilles, absorbent rapidement une certaine quantité de l'eau contenue dans l'économie et provoquent l'opacification du cristallin.

On a rattaché au même processus la cataracte qui s'observe quelquefois dans le diabète ; ce serait la grande déperdition d'eau par la polyurie qui serait la cause prochaine de cette variété de cataracte.

Pour les cataractes qui s'observent chez les enfants, et qui sont souvent congénitales, ce mécanisme ne saurait être invoqué. Aussi laisserons-nous ce côté de la question de pathogénie, en ce moment insoluble, pour nous occuper seulement de certaines conditions individuelles ou héréditaires dans lesquelles apparaît assez fréquemment l'opacité du cristallin.

L'*hérédité* est une cause prédisposante d'une grande importance. Son influence se fait sentir de plusieurs manières. Ainsi tout le monde connaît des familles, dont les membres sont tous atteints de cataractes séniles à un âge avancé. Quelquefois des parents prédisposés à la cataracte sénile, transmettent à leurs enfants une prédisposition qui se manifeste immédiatement, et les enfants naissent avec une opacité congénitale du cristallin.

Toutes les variétés peuvent être produites : tantôt ce sera une cataracte zonulaire, tantôt une cataracte polaire, ou bien une cataracte molle.

Tous les enfants, issus dans ces conditions pourront être atteints, c'est l'éventualité la plus rare ; ou bien quelques-uns seulement auront une cataracte dans l'enfance, les autres ne paraissant conserver que la prédisposition à la cataracte sénile.

Dans une autre série de cas, les parents ni les ascendants n'ont eu de cataractes et cependant les enfants viennent au monde avec des cataractes.

Ici on ne peut pas retrouver la prédisposition ; seulement il peut y avoir transmission d'une disposition héréditaire (*Myopie*), capable de produire la cataracte.

La MYOPIE héréditaire joue un grand rôle dans l'étiologie des opacités congénitales du cristallin. Cette cause est de notion moins vulgaire que l'hérédité directe ; aussi allons-nous y insister un peu plus.

D'abord il y a deux variétés de cataracte qui sont presque toujours en rapport avec la myopie : c'est la variété zonulaire, et la variété polaire postérieure. Dans la plupart des observations, on retrouve la construction myopique des yeux atteints, si toutefois on la recherche.

A l'aide de l'ophthalmoscope, il est possible de constater l'image renversée du fond de l'œil, qui est caractéristique, à moins d'ectasie antérieure, et quelquefois on arrive à voir la papille et le croissant du staphylome postérieur.

Cette myopie, transmise par les parents, s'exagère peut-être avec rapidité chez les enfants porteurs de ces cataractes incomplètes, grâce aux conditions défectueuses dans lesquelles s'exerce la vision : En effet, ces enfants ne voient, par la périphérie du cristallin, que des images confuses des objets, ils les rapprochent très-près de leurs yeux pour en apprécier les détails, et par conséquent s'imposent des efforts considérables de l'accommodation. Or chacun sait l'influence pernicieuse des contractions excessives du muscle ciliaire sur la myopie ; et l'obligation absolue où se trouvent les enfants d'exagérer l'action du muscle accommodateur, les mène fatalement et rapidement à la myopie progressive. Quelques auteurs ont même pensé que la myopie *pouvait* se produire spontanément dans ces conditions. Cette opinion est peut-être exagérée ; ce qu'il y a de certain c'est que la myopie peut être très-faible chez les parents, et l'enfant être atteint de myopie et de cataracte.

En dernière analyse, c'est encore à l'hérédité, mais d'une manière indirecte, que doivent être rattachées ces formes de cataractes congénitales.

Dans les familles de myopes, les enfants cataractés se présentent rarement eu égard à la fréquence de la myopie ; et ce qu'il y a de plus rare encore, c'est que tous les enfants d'une même famille myope soient atteints de cataracte.

Nous avons pu observer l'influence manifeste de la myopie sur les deux variétés de cataractes indiquées plus haut. Dans une famille : le père est myope d'un seul œil, l'autre est emmétrope ; la mère est emmétrope des deux yeux. Tous les enfants sont myopes, avec tendance au strabisme divergent ; un seul, un garçon, est atteint de cataracte congénitale, d'un œil, cataracte zonulaire très-étendue, qui a nécessité la discision ; sur l'autre, une cataracte polaire postérieure assez étendue et stationnaire.

Il est difficile d'établir, d'une manière certaine dans les faits particuliers, si une cataracte est congénitale ou non. A la naissance, l'enfant ne cherche pas à voir ; il peut donc avoir un organe visuel défectueux sans qu'on y prenne garde ; l'opacité du cristallin est grisâtre, profonde et n'attire pas le regard. C'est seulement plus tard, lorsque l'enfant essaye longtemps en vain de saisir un objet à sa portée ; lorsqu'il se trompe sur la position de ce qu'on lui présente, etc., qu'on s'aperçoit de la faiblesse de son acuité visuelle. Mais la cataracte reconnue à ce moment existait-elle à la naissance, ou s'est-elle développée depuis ? On peut rester dans le doute.

Mais quand dans la famille un enfant a été atteint, on recherche anxieusement si un nouveau-né présente la même infirmité. La constatation du fait, immédiatement après la naissance, sera une forte présomption que le premier était cataracté en venant au monde.

CHAPITRE IV.

DE LA CATARACTE ZONULAIRE.

On appelle ainsi une variété de cataracte lenticulaire formée par l'opacification d'une zone cristallinienne, située entre les couches corticales et le noyau restés transparents.

Signes. — A l'examen de l'œil à la lumière du jour, on voit la pupille occupée par une opacité grisâtre plus ou moins prononcée. Lorsque l'on cherche à apprécier les rapports de l'opacité avec le bord pupillaire et avec la capsule antérieure du cristallin, il est facile de reconnaître un espace assez étendu entre la masse grise et la face postérieure de l'iris ; et cet espace transparent existe dans toute la circonférence de la pupille ; c'est-à-dire que les couches corticales antérieures sont transparentes dans toute leur étendue. L'iris se contracte ou se dilate avec énergie, sous l'influence des variations lumineuses, provoquées par l'interposition de la main au devant de l'œil, ce qui prouve la facile perception de la lumière à travers la partie saine du cristallin.

Avec le miroir ophthalmoscopique, on constate dans la chambre noire, après dilatation préalable de la pupille par l'atropine, que le champ pupillaire est obstrué par un disque opaque noir, entouré d'un anneau rouge, régulièrement coloré. Les rayons de lumière, projetés dans l'œil par le miroir, sont arrêtés au retour, par la partie centrale opaque du cristallin, qui forme écran au devant de l'œil observateur. Par la périphérie du cristallin, au contraire, les rayons lumineux sortent librement et apportent la sensation ordinaire que fournit le fond de l'œil normal fortement éclairé.

La largeur de l'anneau transparent doit être appréciée avec soin, car c'est d'elle que dépendra la conduite du chirurgien. Si l'on ne voit à l'ophthalmoscope qu'une petite bande saine, à peine appréciable, c'est que la lentille, à peu près complétement opaque dans son plan vertical, ne peut plus rendre aucun service au malade. Il faudra la faire disparaître.

Lorsque, à travers la partie transparente, on pourra distinguer les vaisseaux de la rétine, il est certain que le sujet perçoit, par la périphérie de son cristallin, une quantité suffisante de lumière, et qu'il pourra utiliser efficacement sa lentille cristallinienne munie de son appareil accommodateur. Le rôle du chirurgien sera borné à faciliter l'abord des rayons lumineux par la partie transparente de la lentille. Une iridectomie rendra les plus grands services à son malade.

L'ophthalmoscope peut servir à acquérir des notions importantes sur la constitution même de la cataracte zonulaire. En concentrant le faisceau lumineux sur le plan antérieur de l'opacité, on distingue bientôt qu'elle n'est pas tout à fait uniforme, qu'elle est formée d'un espèce de treillage diffus dont les barreaux, courbés comme les lamelles du cristallin et bombés en avant, sont plus ou moins espacés. A travers ce voile, on entrevoit sur un plan postérieur une plaque grise bombée en arrière. Dans le mouvement de l'œil en haut, l'opacité postérieure s'abaisse, dans le mouvement en bas, elle s'élève ; elle se déplace donc en sens inverse des mouvements de l'œil. Cette particularité suffit pour indiquer la région occupée par l'opacité postérieure ; car on sait que dans le cristallin le déplacement, en sens inverse des mouvements de l'œil, appartient aux points situés dans la moitié postérieure. Les points occupant la moitié antérieure se déplacent dans le même sens que l'œil. Les déplacements sont d'autant plus considérables que les parties considérées sont plus éloignées du centre. Comme les opacités postérieures subissent un mouvement excursif assez étendu, c'est une preuve de leur situation postérieure au centre du cristallin; et d'autre part, chose importante pour le diagnostic même de la variété zonulaire, puisqu'on voit ces parties situées en arrière du noyau du cristallin, c'est que ce *noyau lui-même est transparent.*

L'éclairage latéral vient fournir aussi quelques signes, et contrôler les résultats obtenus par l'ophthalmoscope. La pupille étant dilatée au maximum on concentre avec une lentille à court foyer, un faisceau lumineux éclatant sur la face antérieure du cristallin. On constate alors que l'iris est éloigné d'environ un millimètre de la surface opaque; que l'opacité est formée de stries blanchâtres mal limitées, disposées comme les faisceaux des fibres cristalliniennes, et semblant n'occuper qu'une lamelle cristallinienne sans empiéter sur les lamelles voisines. En dirigeant le faisceau lumineux sur un plan plus profond, de manière à placer le foyer en rapport avec les lames postérieures du cristallin, l'éclairage de ces parties est très-intense, et par transparence à travers les opacités antérieures, incomplètes, on peut juger de la disposition des parties profondes. On retrouve en arrière les mêmes lamelles blanches, mais courbées en sens inverse, c'est-à-dire avec leur concavité tournée en avant; le noyau transparent se laisse traverser par la lumière sans produire de reflet, comme on en trouve dans les cataractes nucléaires. Ainsi se trouvent vérifiées toutes les particularités de structure de la cataracte zolunaire. L'autopsie d'yeux atteints de cette variété de cataracte n'a rien révélé de plus que ce que les examens faits pendant la vie avaient fait reconnaître.

Ainsi on trouve, d'avant en arrière, la cristalloïde antérieure normale, une zone transparente, une zone cataractée, un noyau transparent, une zone cataractée postérieure, une zone transparente postérieure et la cristalloïde postérieure normale.

Quelques auteurs ont prétendu que la zone opaque pouvait être très-ramollie, liquide même, sans que le reste du cristallin participe à cet état regressif. — Mais cette opinion paraît erronée ; la consistance des parties opaques reste sensiblement normale, comme l'ont prouvé les rares opérations d'extraction pratiquées pour cette variété de cataracte.

Symptômes fonctionnels. — L'enfant atteint de cataracte zonulaire perçoit une image d'autant plus nette que la zone transparente est plus étendue. Quelques-uns voient assez distinctement les gros objets et se conduisent facilement au dehors, mais c'est le petit nombre. Le plus souvent l'acuité visuelle est très-faible. Cette amblyopie force le petit sujet à prendre certaines positions de la tête que l'expérience lui a apprises comme plus favorables. Ainsi il penche la tête et porte ses yeux en haut, comme pour les cacher à l'ombre de ses sourcils ; il préfère les endroits sombres, il fuit la lumière éclatante du soleil ; dans l'intérieur des appartements, il voit beaucoup mieux, et encore il tourne instinctivement le dos aux fenêtres. Il est bien facile de se rendre compte de ces préférences pour une demi-lumière. C'est par la périphérie de son cristallin qu'il prend connaissance du monde extérieur ; plus l'iris sera dilaté, plus il pénétrera de rayons lumineux dans son œil, et mieux les objets seront vus. Il recherchera donc les moyens de maintenir ses pupilles larges ; aussi évitera-t-il l'éclat du jour, et se procurera-t-il un peu d'ombre en inclinant fortement sa tête, s'il est obligé de regarder en pleine lumière. Pour les mêmes raisons, la mydriase artificielle par les solutions très-faibles d'atropine, lui rendra des services.

Un autre phénomène intéressant à signaler, c'est la fausse appréciation qu'il fait de la position des objets, ce qui le rend maladroit pour prendre ce qu'il désire, ou pour déposer ce qu'il tient à la main. Comme il juge mal les distances, à chaque instant il heurte ses pieds, et tombe à tout propos. L'explication de ces erreurs est bien simple : une partie des rayons lumineux qui traversent l'opacité, est diffusée dans toutes les directions, et vient troubler encore l'image confuse formée sur la rétine. Comme nous jugeons la position des objets suivant la direction des rayons qui pénètrent dans notre œil, si ces rayons arrivent dans des directions diverses ou opposées, nous ne pouvons faire une appréciation exacte.

Étiologie. — La cataracte zonulaire est *congénitale ;* à peine peut-on citer quelques cas où elle s'est montrée après la naissance.

Elle est presque toujours en rapport avec une construction myopique de l'œil transmise par hérédité. Ce point a été discuté plus haut au chapitre de l'Étiologie générale.

Pronostic. — La cataracte zonulaire offre un intérêt capital pour le praticien ; elle se distingue de presque toutes les cataractes lenticulaires par un caractère de la plus haute importance. Tandis que les opacités cristalliniennes s'étendent progressivement, envahissent plus ou moins rapidement la lentille entière, puis subissent une série de modifications régressives, sans que rien puisse arrêter cette marche fatale, la *cataracte zonulaire reste stationnaire.* Elle n'a aucune tendance à se compléter, et persiste sans changement pendant la jeunesse et l'âge adulte. Son évolution ne devient progressive qu'à l'époque où les cataractes séniles se montrent spontanément. L'attention doit se porter surtout sur la bande équatoriale saine, et sur la transparence du noyau.

Cependant il faut se mettre en garde contre une cause d'erreur dans l'appréciation de la marche des cataractes zonulaires. Quelques-unes deviennent progressives : ce sont celles qui présentent dans la zone transparente quelques *stries opaques* isolées. Chaque fois que la moindre strie blanchâtre apparaîtra dans la région excentrique, on devra se tenir sur la réserve. Ce sera souvent l'indice d'une marche envahissante.

Indications thérapeutiques, — L'enfant atteint de cataracte zonulaire possède une partie de son cristallin transparent. Il est vrai que, juste en face de la pupille, existe une opacité suffisamment épaisse pour arrêter les rayons lumineux qui se présentent directement. Il n'y a que les rayons tout à fait obliques qui peuvent s'insinuer entre l'iris et l'opacité, et pénétrer dans l'œil pour former, sur la rétine, une image plus ou moins confuse des objets.

D'autre part, nous savons que s'il ne reste qu'une portion de lentille utilisable pour la vision, l'opacité ne s'étendra pas. Elle est stationnaire.

Avant d'intervenir en aucune façon, le médecin doit d'abord rechercher quels services peut rendre cette partie normale de cristallin. Un moyen simple lui permettra de porter un jugement bien fondé : c'est la mydriase artificielle poussée au maximum ; sous l'influence de l'atropine, l'iris se réduira à une bande étroite démasquant la région périphérique du cristallin ; rien ne s'opposera plus à l'entrée des rayons lumineux par cette zone transparente, et il sera facile de se rendre compte de l'acuité visuelle à distance, ou de près, à l'aide d'une lentille remplaçant la force accommodative.

Si l'acuité est suffisante, on pratiquera une pupille artificielle en dedans et un peu en bas, au niveau de la partie saine du cristallin. De cette manière, le sujet conservera l'avantage inestimable de l'accommodation. C'est-à-dire que tout en voyant bien à distance, il pourra aussi voir de près, et passer instantanément et sans gêne aucune de la vision éloignée à la vision rapprochée. Cette facilité d'adapter rapidement la vue à toutes les distances, est tellement importante dans le cours de la vie qu'on ne devrait pas hésiter à sacrifier un peu de l'acuité visuelle pour conserver cette utile fonction.

Dans le cas où la transparence du cristallin est si peu étendue que le sujet ne peut en profiter efficacement, il faut faire disparaître cet écran opaque, en adoptant de préférence la méthode des discisions répétées de la capsule.

Lorsque la lentille a été résorbée entièrement, le malade recouvre a fonction visuelle, mais diminuée pour toujours de la faculté d'accommoder. A l'aide de verres appropriés on peut voir à des distances définies ; mais veut-on regarder un objet à une distance autre, il faut changer de verre pour acquérir une vision distincte.

Cette situation est inférieure de beaucoup à celle d'un œil jouissant de la fonction de l'accommodation; cependant, comme l'acuité, après l'opération, peut être considérable, les enfants peuvent s'instruire et plus tard se livrer à des occupations variées.

CATARACTE POLAIRE POSTÉRIEURE. — Cette variété de cataracte est excessivement rare chez les enfants; elle apparaît difficilement à l'œil nu, parce qu'elle est limitée aux couches postérieures et que la partie antérieure du cristallin transparente empêche de constater cette opacité profonde. C'est à l'opthtalmoscope qu'on reconnaît le mieux la forme et la disposition de cette cataracte; tantôt elle est régulière, formant une étoile à rayons multiples, dont le centre coïncide exactement avec le pôle postérieur du cristallin; tantôt elle est irrégulière : à l'étoile dont nous venons de parler s'ajoutent des masses opaques disposées le plus souvent dans l'axe du cristallin et s'étendant irrégulièrement entre les lames de la lentille. Lorsque l'œil se déplace, on voit les points opaques se dévier en sens inverse du mouvement de l'organe; c'est là ce qui démontre que le siége de ces opacités existe réellement dans les couches postérieures du cristallin.

L'éclairage latéral confirme la profondeur où sont placés les points opaques et la distance qui les sépare des bords de la pupille.

Si la cataracte polaire est peu étendue, elle donnera lieu à très-peu de symptômes chez le jeune enfant; il verra moins que si son cristallin était transparent, mais il s'habituera à voir peu distinctement, et il pourra se conduire sans difficultés. Lorsqu'on voudra apprendre à lire à cet enfant, il ne pourra distinguer les objets fins qu'avec une grande difficulté et en rapprochant très-près de son œil l'objet à examiner. De cette manière, la grandeur de l'image formée sur la rétine croît avec une plus grande intensité que les cercles de diffusion, et l'objet est vu plus distinctement qu'à une distance éloignée; c'est le même procédé employé par les hypermétropes à un fort degré, qui rapprochent ainsi les objets fins tout près de l'oreille, comme le ferait un myope.

Quand l'opacité cristallinienne est très-étendue, l'enfant se trouve à peu près dans les mêmes conditions que s'il était atteint d'une cataracte zonulaire.

La cataracte polaire postérieure et la cataracte zonulaire sont toutes deux congénitales le plus souvent; elles peuvent même coexister sur le même sujet, ce qui démontre les rapports qui existent entre les causes capables de produire ces deux variétés. La constitution myopique de l'œil coïncide assez souvent avec ces deux espèces de cataractes. Une complication possible de la cataracte polaire, c'est la rétinité pigmentaire, dont l'évolution s'est faite rapidement pendant l'état fœtal et produit une variété de cécité congénitale.

Indications thérapeutiques. — Quand l'opacité occupe une faible surface, il n'y a pas lieu d'intervenir; si elle est étendue, on emploiera le même traitement que celui de la cataracte zonulaire.

CHAPITRE V.

CATARACTE MOLLE.

La *Cataracte molle* est la variété la plus commune des cataractes de l'enfance ; elle peut être complète ou presque complète, leurs symptômes diffèrent très-peu; aussi décrirons-nous de préférence la cataracte complète.

A l'examen à l'œil nu, la pupille apparaît d'une couleur blanchâtre, à peu près uniforme, comparable à celle de l'empois d'amidon cuit, tantôt absolument laiteuse, comme liquide. L'iris est bombé, il se contracte lentement sous l'influence de la lumière. Entre le rebord pupillaire et l'opacité existe quelquefois un petit espace transparent, noir; par conséquent, c'est que la cataracte est incomplète. D'autres fois, l'iris est directement appliqué sur la partie opaque; c'est que la cataracte est complète.

A l'éclairage latéral, les mêmes particularités de forme et de couleur sont plus distinctes. Si le cristallin est tout à fait liquide et blanc, on ne distinguera aucune strie ; on n'aura qu'une émulsion laiteuse.

Chez l'adulte, la cataracte molle, liquide même, existe aussi ; mais, comme chez lui, il y a un noyau solide, on voit quelquefois ce noyau complétement mobile, se déplaçant dans l'émulsion cristallinienne. Si l'on concentre un faisceau lumineux sur une cataracte ainsi constituée, à travers les premières couches un peu translucides apparaîtra une teinte ambrée caractéristique de la présence du noyau.

Chez l'enfant, le noyau faisant défaut, on ne trouve pas la coloration dont nous venons de parler; et lors de l'opération on n'a pas à s'occuper de l'existence d'un noyau solide.

A l'ophthalmoscope, la pupille ne peut être traversée par les faisceaux lumineux, ni directement, ni obliquement. On ne retrouve plus la zone transparente qui existe dans la cataracte zonulaire, et c'est là un des signes diagnostiques des plus importants.

L'examen fonctionnel d'un œil atteint de cataracte molle, démontre que la rétine est impressionnable, malgré l'opacité; si l'enfant est très-jeune, il suffira de l'exposer à la lumière du jour pour voir ses pupilles se contracter. Dans une chambre noire, le petit malade suivra des yeux la lumière d'une bougie promenée dans différentes directions. La recherche des phosphènes n'est pas praticable; si l'enfant est assez âgé pour rendre compte de ses impressions, lorsqu'on lui dira de regarder une lumière artificielle dans une chambre obscure, il saura indiquer exactement la place qu'occupe cette lumière : on pourra ainsi explorer la sensibilité rétinienne dans les directions cardinales avant de tenter toute opération. L'existence des phosphènes pourra être recherchée et corroborer le premier examen.

Étiologie. — La cataracte molle spontanée est congénitale ou postérieure à la naissance. Lorsqu'elle est congénitale, elle est souvent héréditaire, soit directement, soit indirectement, comme nous l'avons exposé dans le chapitre relatif à l'Étiologie générale, c'est-à-dire que les enfants atteints de cataracte ont des parents atteints eux-mêmes de cataractes congénitales ou de cataractes séniles. Dans d'autres cas, les parents myopes transmettent à leurs enfants une myopie compliquée de cataracte.

La cataracte molle peut se montrer comme complication de plusieurs maladies intra-oculaires : telles sont les irido-choroïdites, les tumeurs de la choroïde (sarcômes de toutes variétés) ; le décollement de la rétine, le traumatisme, les épanchements sanguins intra-oculaires, les luxations du cristallin.

Le diagnostic de la cataracte molle spontanée avec la cataracte zonulaire est basé sur l'existence dans cette dernière d'une zone transparente, comprise entre le bord de la pupille et l'opacité ; cet espace transparent apparaît noir à la lumière du jour et rouge à l'éclairage ophthalmoscopique. La cataracte molle à noyaux flottants n'existe pas dans l'enfance : il ne faut rechercher le noyau qu'à l'âge adulte.

Le gliome de la rétine pourrait être confondu à un examen superficiel avec la cataracte molle ; la pupile apparaît en effet d'une couleur jaunâtre, mais c'est là le seul point de ressemblance entre ces deux affections. Dans le gliome un peu développé la vue est perdue ; entre l'iris et l'opacité jaunâtre existe un large intervalle transparent, formé par le cristallin transparent; c'est le corps vitré transformé et remplacé par ce tissu nouveau qui donne cette teinte d'un jaune d'ocre, chatoyante, caractéristique de cette maladie et que les anciens appelaient *œil de chat amaurotique*.

Les complications de la cataracte intéressant les membranes profondes de l'œil, sont reconnues par l'examen fonctionnel dont nous avons parlé. L'iris est immobile à la lumière du jour et la lumière d'une bougie est vue imparfaitement dans une ou plusieurs positions cardinales ; cet état de la sensibilité retinienne diminuée ou abolie contre-indique absolument toute intervention opératoire.

Indications thérapeutiques. — Les opacités du cristallin n'étant pas justifiables d'une médication générale, il ne reste plus au médecin qu'à supprimer par une opération l'écran placé dans la pupille.

Les méthodes dites d'Extraction, ou d'Abaissement de la cataracte ne sont point employées dans le traitement de la cataracte molle des enfants.

On a utilisé un procédé offert par la nature dans certains cas de traumatisme Ainsi un enfant vient-il à blesser sa cornée ou son cristallin, à l'aide d'un instrument piquant, on voit rapidement se produire une cataracte. L'humeur aqueuse pénétrant par l'ouverture de la cristalloïde antérieure, trouble, gonfle et ramollit les fibres du cristallin ; il se produit dans la chambre antérieure une sorte de champignon grisâtre, formé par la substance cristallinienne altérée, et bientôt ce bourgeon disparaît, dissous par l'humeur aqueuse.

Ce liquide s'infiltre de nouveau dans l'intérieur du cristallin, reproduit les mêmes phénomènes d'imbibition, de gonflement et de dissolution des fibres ; si ce travail de destruction se continue, on voit, chose étonnante, la cataracte tout entière disparaître progressivement et l'œil recouvrer ses fonctions. Ce résultat prodigieux de l'action de l'humeur aqueuse, a été reproduit par les chirurgiens et mis à profit pour la dissolution des cataractes spontanées. Le point capital pour la réussite de ce procédé est de maintenir l'ouverture de la capsule et par conséquent l'accès de l'humeur aqueuse toujours en contact avec le tissu du cristallin. Ce procédé a reçu le nom de *Discision* ou déchirure de la capsule. Le manuel opératoire en sera exposé à l'article Traitement.

CHAPITRE VI.

CATARACTE RÉGRESSIVE.

Première variété. — **Cataracte aride siliqueuse.**

Pathogénie. — La cataracte aride siliqueuse dérive par une série de phénomènes regressifs de la cataracte molle. Dans la cataracte molle les fibres cristalliniennes sont gonflées, leur contenu subit la dégénérescence graisseuse; au bout d'un certain temps l'enveloppe elle-même de la fibre est altérée, se détruit et il se produit une liquéfaction complète du contenu du cristallin. Telles sont, en résumé, les lésions qui correspondent aux deux aspects sous lesquels se présentent les cataractes molles: cataracte molle proprement dite et cataracte liquide, cette dernière étant déjà une période de l'état regressif.

On sait que le cristallin se nourrit en empruntant par endomose à l'humeur aqueuse les matériaux nécessaires à l'entretien de ses éléments: l'exomose entraîne dans l'humeur aqueuse les particules usées; c'est là, comme ailleurs, un phénomène d'assimilation et de désassimilation; le corps vitré dont le mouvement nutritif paraît être assez lent, ne semble pas jouer un rôle important dans la nutrition de la lentille.

Si le cristallin devient opaque et si ses fibres se détruisent, les phénomènes endo-exomotiques continueront à se faire; seulement leurs effets se modifient; l'exomose des parties liquides est plus intense que l'endosmose, de sorte que le contenu de la capsule diminue, il n'y reste bientôt plus que des granulations graisseuses libres, des cristaux de cholesterine, et les sels calcaires (phosphates, carbonates et sulfates) qui rentrent dans la composition de la lentille.

En outre la capsule ne reste pas intacte; les cellules de la cristalloïde antérieure prolifèrent, subissent la dégénérescence graisseuse et se mêlent à l'émulsion cristallinienne; la substance vitreuse finit par adhérer au résidu de la lentille et faire corps avec eux.

Aspect. — *A l'œil nu*, la couleur est tantôt d'un jaune foncé, si les granulations graisseuses dominent dans la constitution de l'opacité, tantôt elle est blanche crayeuse si les sels calcaires sont en forte proportion ; ces deux colorations se mélangent en proportions variables en rapport avec les parties constituantes.

La forme de la cataracte est irrégulière ; au lieu d'une surface bombée en avant, comme dans la cataracte récente, on trouve une surface plate avec des bosselures saillantes, formées par les dépôts calcaires ou graisseux plus épais en certains points. On peut rencontrer les variétés les plus singulières : dans un cas que nous avons eu l'occasion de voir dans le service de M. le professeur Trélat, chez une demoiselle de vingt-trois ans, l'opacité était formée de deux lamelles superposées en profondeur; la lamelle antérieure offrait la forme d'un disque à peu près régulier, d'un jaune uniforme, dépassant d'un demi-millimètre environ la lamelle postérieure. Celle-ci était formée par un disque d'un diamètre plus large et se rattachant au premier par des adhérences multiples.

Entre l'opacité et la capsule existe un espace vide occupé autrefois par l'épaisseur du cristallin; c'est maintenant une chambre postérieure très-développée.

A l'éclairage latéral, les détails de structure, de forme, de couleur, sont plus précis; on distingue mieux les différents plans ou lamelles qui composent la cataracte.

L'étendue et la profondeur de la chambre postérieure sont mieux appréciées. Au fond de cette chambre postérieure, dans la région de la zone de Zinn, se montre un anneau brillant, comparable par la couleur et l'éclat à un fil d'argent, régulièrement circulaire.

Ce reflet brillant dessine le point de jonction des deux feuillets de la zone de Zinn, abandonnée par l'équateur du cristallin retracté. Le reflet du fond d'une rainure où est serti le verre d'une montre, donne assez bien l'idée de ce phénomène. Ce signe, d'ailleurs, n'est pas indiqué dans les auteurs classiques que nous avons pu consulter.

A l'ophthalmoscope on trouve aussi une bande rouge, périphérique, autour de l'opacité, analogue à ce qu'on voit dans la cataracte zonulaire ; mais dans celle-ci c'est à travers une partie transparante d'un cristallin complet que se voit la couleur rouge du fond de l'œil, tandis que dans la cataracte aride siliqueuse, le même fond rouge est vu à travers les feuillets de la zonule de Zinn, en partie débarrassé de la substance du cristallin resorbé.

Deuxième Variété. — **Cataracte burséolée.**

Pathogénie. — Cette cataracte dérive, comme la précédente, de la cataracte molle ; ce qui modifie les résultats définitifs de la regression n'est qu'une légère différence dans les modifications que subit la capsule. Nous avons vu que pour la cataracte aride siliqueuse, les cellules de la cristalloïde antérieure entrent en prolifération et subisent la regression graisseuse, mais le tissu propre de la membrane change peu, il diminue peut-être seulement d'épaisseur et de consistance. Dans la cataracte burséolée, au contraire, le tissu propre de la capsule s'est épaisi par l'addition d'une substance vitreuse analogue au tissu même de la capsule. Ce fait est constaté facilement pendant l'opération, où l'on trouve la capsule solide et dure et presque inattaquable par le kystitôme.

Cet épaisissement de la cristalloïde produit une différence dans les phénomènes endo-exosmotiques ; les liquides s'exosmosent moins facilement dans l'humeur aqueuse et le contenu de la poche reste indéfiniment liquide ; les cristaux de cholestérine sont plus abondants que les dépôts calcaires, enfin la zonule de Zinn semble avoir perdu de sa résistance, au point qu'il est plus facile de déchirer le ligament suspenseur que la capsule elle-même ; d'où l'indication d'extraire à la fois la poche et le contenu.

L'aspect à l'œil nu est celui d'une cataracte liquide moins volumineuse qu'à l'état normal ; la teinte est moins laiteuse, plus sombre ; quelques dépôts calcaires adhérant à la capsule, tranchent sur le fond gris uniforme. La face antérieure de la poche est bombée, mais un peu plus en bas qu'en haut, et dans les mouvements de l'œil on aperçoit un léger tremblotement de la masse liquide. Cette cataracte est une variété de la cataracte branlante des anciens. La réduction d'épaisseur du cristallin se traduit par une augmentation de la chambre postérieure.

L'éclairage latéral permet de distinguer nettement les particularités indiquées plus haut, et notamment les dépôts calcaires, les particules flottantes et les oscillations de la poche ou *bourse* qui a fait donner son nom à cette variété dite burséolée ou bursiforme.

L'*ophthalmoscope* démontre l'existence d'une zone transparente très-petite, et d'une chambre postérieure peu étendue. Rarement l'anneau argenté, décrit plus haut dans la variété aride siliqueuse, se voit ici.

On ne peut guère confondre cette variété qu'avec la cataracte molle récente ou liquide; mais celle-ci existe depuis peu de temps, deux ou trois ans environ; le cristallin est augmenté de volume, l'iris porté légèrement en avant, bien loin qu'il y ait une chambre postérieure profonde. La couleur est uniforme et laiteuse, et il n'y a pas le moindre tremblotement de la surface. La cataracte bursiforme au contraire est ancienne, diminuée de volume, plus foncée et branlante dans la chambre postérieure.

Signes fonctionnels des cataractes régressives. — La perception lumineuse est satisfaisante s'il n'y a pas de complications. L'iris se contracte énergiquement sous l'influence de la lumière, et la lumière d'une bougie est parfaitement reconnue dans toutes les directions, c'est-à-dire qu'il existe une bonne projection; les sujets étant âgés peuvent toujours rendre compte de leurs sensations.

Pronostic. — Les cataractes régressives sont très-souvent des cataractes compliquées; aussi faudra-t-il toujours rechercher avec soin quel est l'état de la perception ou de la projection et n'intervenir qu'à bon escient. Il est facile de comprendre la fréquence des complications du côté des membranes profondes dans ces cataractes-là. Si, par exemple, il survient chez un jeune sujet un sarcôme de la choroïde siégeant près du pôle postérieur de l'œil, cette tumeur ne tardera pas à provoquer un décollement de la rétine et même une cataracte molle; un seul œil est généralement atteint, l'autre fonctionne sans difficulté, et, s'il n'existe pas de douleur, souvent le malade ne s'apercevra même pas de la perte de son œil, il ne recherchera pas l'intervention du chirurgien, jusqu'au moment où le hasard lui fera découvrir une tache blanche sur son œil, ou bien lorsqu'il voudra, pour des raisons faciles à saisir, se débarrasser de cette difformité.

Entre l'époque du début de la cataracte et celle où le malade veut remédier à cette difformité, il s'écoule assez de temps pour que les phénomènes regressifs aient pu se produire.

L'existence des complications (décollement de la rétine, sarcômes, gliômes, atrophie du nerf optique, etc.) doit tout d'abord être recherchée. C'est l'examen fonctionnel qui nous mettra sur la voie. Si derrière la cataracte se trouve un décollement complet de la rétine, la perception de la lumière sera nulle ou à peu près, de même pour la présence d'un sarcôme, et la perte de la sensibilité rétinienne contre-indiquera d'une manière absolue l'extraction de la cataracte.

Au point de vue de l'opération, dans le cas d'absence de complication, il faut savoir que l'opérateur éprouvera souvent des difficultés considérables pour mener à bonne fin l'extraction de l'opacité. Autant l'opération d'une cataracte molle récente est régulière et facile, autant l'opération des cataractes regressives présente de difficultés imprévues. Il faut en outre s'attendre à la sortie d'une quantité plus ou moins considérable de corps vitré, puisque les tentatives d'extraction portent sur les deux feuillets de la capsule et par là même détruisent l'hyaloïde.

Indications thérapeutiques. — Le malade atteint de cataracte regressive réclame l'intervention chirurgicale pour deux raisons principales: soit pour recouvrer la vision de son œil, soit, motif important aussi, pour faire disparaître cette plaque blanchâtre insérée dans la pupille, qui donne à la physionomie un aspect étrange. De là deux espèces d'opérations, l'une esthétique, l'autre utilitaire.

Les indications de l'opération esthétique diffèrent, s'il y a ou non complication. Dans le premier cas, l'opération a un effet esthétique et utile tout à la fois ; s'il y a complication, il faut rechercher si, après l'opération, le globe oculaire ne court pas le risque de s'atrophier.

Dans l'extraction faite au point de vue du rétablissement de la fonction, le chirurgien doit être bien prévenu des difficultés qu'il va rencontrer et des manœuvres nombreuses et réitérées qu'il devra employer. En effet, la cataracte aride siliqueuse est très-adhérente dans sa périphérie avec la zone de Zinn, le corps ciliaire, quelquefois même l'iris ; ces adhérences nécessiteront des tractions assez fortes. D'autre part, le corps même de la cataracte est formé d'un tissu peu homogène : ce sont des granulations graisseuses et calcaires, appliquées sans ordre entre deux membranes vitreuses altérées et peu résistantes. De là une friabilité extraordinaire des parties à saisir, qui se déchirent sous les mors de l'instrument plutôt que de se détacher des adhérences périphériques. Vingt fois on répète la manœuvre, vingt fois on croit amener au dehors les débris saisis par la pince, et toujours le tissu se dilacère, se morcèle, sans pouvoir être extrait. Le corps vitré, dépourvu alors de son soutien en avant, pénètre dans la chambre antérieure et tend à sortir de l'œil à chaque mouvement du patient et à chaque introduction des instruments. On comprend maintenant l'utilité d'une section cornéenne si peu étendue que possible et l'emploi d'instruments tracteurs parfaitement fabriqués, comme les pinces capsulaires ou la serretèle. Jamais le cristallin, ou plutôt ses débris, ne pourraient être évacués par la manœuvre ordinaire d'expulsion dans la cataracte molle ou dure.

Pour la cataracte burséolée on est généralement moins embarrassé ; nous avons signalé dans la pathogénie l'épaississement de la capsule antérieure par la superposition de membranes vitreuses nouvelles; cette disposition en augmente considérablement la solidité : c'est, comme on le voit, juste le contraire de la variété aride siliqueuse qui est extrêmement friable. Les adhérences périphériques sont moins résistantes que l'enveloppe même de la cataracte. Lors donc qu'on voudra saisir la paroi antérieure de cette cataracte, une traction modérée la détachera du ligament suspenseur, et la poche tout entière, avec son contenu, sera attirée au dehors avec une singulière facilité. M. Trélat, dans un cas de cataracte bursiforme, put extraire cette sorte de *bourse* simplement à l'aide d'une petite griffe peu résistante.

OBSERVATION.

Vers le milieu du mois de juin 1874, à la consultation de M. le professeur Trélat, pour les maladies des yeux, se présentait une jeune fille de vingt-trois ans, atteinte d'une cataracte sur l'œil droit.

Elle raconta avoir perdu l'usage de son œil depuis cinq ans, sans cause connue, et n'ayant reçu ni choc ni traumatisme d'aucune sorte. Il y a trois ans, un chirurgien lui aurait pratiqué une opération qui paraît être une discision, laquelle, d'ailleurs, n'aurait eu qu'un effet très-imparfait.

L'état général de cette fille est assez satisfaisant.

A l'examen de ses yeux, on trouve dans l'œil gauche une myopie avec staphylôme postérieur; l'œil droit est atteint d'une cataracte d'aspect un peu singulier. Elle est d'une couleur jaune adipeuse; la face antérieure n'est pas bombée, elle est plate, et en la regardant de près, on voit qu'elle est formée de deux disques placés l'un devant l'autre à 1 demi-millimètre environ et reliés par le tissu même de la cataracte. La chambre antérieure semble très-profonde, et entre l'iris et l'opacité existe un intervalle libre, facilement appréciable, c'est-à-dire une chambre postérieure développée probablement aux dépens de l'épaisseur du cristallin.

A l'éclairage latéral, on reconnaît sans difficulté la disposition des lamelles superposées signalées plus haut. On ne trouve pas d'îlots blanchâtres calcaires au milieu de la masse adipeuse jaunâtre. En concentrant le faisceau lumineux au fond de la chambre postérieure, on voit un anneau d'un blanc brillant, analogue à un fil d'argent : c'est le reflet qui existe au point de jonction des deux feuillets de la zone de Zinn, débarrassée de la substance cristallinienne rétractée.

L'ophthalmoscope ne peut en aucune façon éclairer le fond de l'œil, ce qui est habituel dans les cas de ce genre.

Les faisceaux lumineux aussi intenses que possible concentrés sur l'œil ne peuvent pas faire mouvoir l'iris. Les mouvements sympathiques de l'iris existent seuls lorsque la lumière agit sur l'autre œil; la malade n'accuse d'ailleurs aucune sensation lumineuse perçue par cet œil; elle ne distingue pas le jour de la nuit.

En résumé, le diagnostic porté est celui de cataracte régressive, aride siliqueuse, avec perte de la vision.

La présence d'un staphylôme postérieur dans l'œil sain porte à penser que l'autre œil s'est perdu à la suite du décollement de la rétine, si fréquent dans la myopie; après le décollement serait venue une cataracte molle, et par le temps, aidé peut-être par l'intervention chirurgicale, la cataracte serait devenue régressive. Mais la malade ne se souvient pas d'avoir perdu brusquement la vue, et la tension du globe, recherchée avec soin, au lieu d'être diminuée, est bien supérieure à la tension de l'œil sain; le décollement *simple* de la rétine doit donc être mis de côté comme cause de cette cataracte, surtout à cause de l'augmentation de la tension du globe. L'existence d'une tumeur intra-oculaire, compliquant le décollement et provoquant l'exagération de la tension, paraît fournir une explication plus rationnelle des symptômes. Une circonstance, futile en apparence, semble apporter une preuve de plus de la présence du néoplasme; il existe un point noir très-foncé, d'un millimètre de diamètre environ, à la partie supérieure du cercle ciliaire; c'est peut-être là un prolongement de la tumeur, qui, dans cette hypothèse, serait probablement un sarcôme mélanique.

CHAPITRE VII.

TRAITEMENT.

1° Traitement médical de la cataracte. — Depuis les temps les plus reculés jusqu'à nos jours, la guérison de la cataracte sans opération a été l'objectif de bien des ophthalmologistes; mais la découverte de cette pierre philosophale de l'oculistique est encore à faire. Il y a cependant à distinguer : quand l'opacité cristallinienne a été le résultat d'une cause accidentelle ou traumatique, le traitement médical peut la faire disparaître ou l'arrêter dans son développement; il en est de même quand l'inflammation est le point de départ de cette opacité. Dans ce dernier cas, un traitement mercuriel et antiphlogistique peut produire de bons effets. Dans le premier, on y adjoindra utilement l'emploi de révulsifs à la nuque, à la tempe et autour de l'orbite, et principalement les vésications ammoniacales. Sous l'influence de cette médication, les altérations de la couche épithéliale intra-capsulaire peuvent se dissiper, et, dans les cas assez fréquents où elles constituent toute la maladie, ne plus laisser aucun désordre après elles. Peut-être, aussi, certaines cataractes, existant chez des sujets atteints d'affections diathésiques, du diabète, par exemple, sont-elles susceptibles de se modifier avantageusement, en même temps que se modifie l'état général, sous la dépendance duquel elle se trouvent; mais ces améliorations, ou ces guérisons, ne sont pas encore bien établies.

Les cataractes spontanées, soit congénitales, soit acquises par les progrès de l'âge, ont jusqu'ici déjoué, et déjoueront sans doute éternellement tous les efforts de la médecine. Il suffit, pour se faire cette conviction, de considérer l'altération profonde qu'ont subie les éléments cristalliniens dans les opacités de cette nature. La destruction des fibres du cristallin, la transformation de leur enveloppe en plaques vitreuses, le ratatinement de ces mêmes fibres dans les cataractes séniles, sont autant de modifications organiques qui défient toute action médicatrice. Autant vaudrait prétendre restituer à une peau ridée le velouté du premier âge, leur teinte juvénile à des cheveux blanchis par le temps.

Malgré cela, beaucoup d'auteurs ont prétendu et prétendent encore guérir la cataracte sans opération. Gondret, Pugliati, et d'autres, ont affirmé qu'on pouvait faire disparaître les opacités lenticulaires par l'emploi soutenu des vésications ammoniacales appliquées à la tempe; mais les faits authentiques de ces guérisons font absolument défaut. On a vu parfois, il est vrai, des cataractés recouvrer, après ces applications, un certain degré de vision, mais jamais par le fait du retour du cristallin à sa transparence physiologique; le traitement avait fait disparaître certaines complications ne tenant que de loin à l'affection principale, telles que congestions choroïdiennes ou rétiniennes, et rien de plus.

2° Traitement chirurgical des cataractes de l'enfance.

1° Cataractes zonulaires.

Traitement. — Iridectomie optique. — Le but de cette opération est de mettre à profit la partie transparente du cristallin, en conservant la lentille, surtout à cause de son appareil accommodateur, le malade conservant ainsi la faculté de voir instantanément de loin ou de près, autrement dit d'accommoder son œil à toutes les distances sans employer de lunettes de force variée. La pupille artificielle produite par l'opération devra être replacée exactement dans le point le plus favorable à l'exercice de la vision. Or, toutes les fois que nous voulons regarder de près, c'est par la partie interne et inférieure de notre cristallin que nous faisons passer les rayons lumineux émanés de l'objet à regarder. Dans la vision à distance, les rayons pénètrent indistinctement par toutes les parties du cristallin. En créant une ouverture artificielle au passage de la lumière, nous choisirons de préférence le point en dedans et en bas qui rendra le plus de services.

D'autre part, la zone transparente est située tout à fait à l'équateur et placée en face de la circonférence de la cornée; aussi faudra-t-il ménager avec soin la périphérie cornéenne et placer l'incision plus excentriquement pour éviter des déformations produites par la cicatrice, autrement dit le changement de courbure que provoque un astigmatisme irrégulier. Le lieu d'élection de la ponction est fixé, pour ces raisons, dans la sclérotique, *à un millimètre du bord de la cornée.*

Enfin, la nouvelle pupille étant privée de la propriété de proportionner son ouverture à l'intensité des rayons lumineux, comme le fait la pupille normale, on évitera les éblouissements et les cercles de diffusion, en pratiquant une fente aussi étroite que possible.

Les instruments pour la pupille artificielle sont :

Élévateurs ou Blépharostats ;

Pinces à fixation ;

Couteau lancéolaire coudé étroit ;

Pince à iris droite ou courbe ;

Ciseaux courbes ou mieux ciseaux-pinces forts.

1er *temps de l'opération. — Incision.* — On porte la pointe du couteau presque perpendiculairement sur la surface scléroticale, on le fait glisser dans la chambre antérieure, sa pointe dirigée vers la face postérieure de la cornée. Puis on le retire d'abord lentement, pour laisser sortir un peu d'humeur aqueuse et éviter ainsi la diminution brusque de la pression intra-oculaire ; bien entendu qu'il faut absolument que la pointe de l'instrument touche la face profonde de la cornée, pour ne point endommager la capsule antérieure.

2e *temps. — Prolapsus de l'iris.* — En appuyant sur la lèvre postérieure de la plaie, avec les pinces fermées, on force l'iris à sortir ; il vient alors faire hernie au-dessous de la plaie entraînée par l'humeur aqueuse, projetée elle-même par l'augmentation de pression que produit la pince. — On développe alors l'iris hernié, on le saisit avec les griffes de la pince tout près de la lèvre antérieure et on l'attire lentement au dehors.

3e *temps. — Section de l'iris.* — On sectionne l'iris à l'aide de ciseaux courbes ou mieux avec des ciseaux-pinces coudés à angle droit ; cette forme permet d'agir dans toutes les positions et sans être gêné par les saillies du nez ou de l'orbite. L'assistant déprime fortement les lèvres de la plaie et coupe l'iris au ras de l'incision, et même un peu dans le canal de la plaie ; puis on exécute sur la cornée quelques frictions qui ont pour but de faire rentrer les angles du sphincter irien, car il ne faut jamais en laisser un enclavé dans la plaie.

Accidents qui peuvent survenir dans le cours de l'opération.

1er *temps. — L'incision a pu être trop oblique.* Alors on a cheminé dans les lames de la cornée, pour n'avoir pas enfoncé la pointe de l'instrument perpendiculairement au globe.

L'iris ne peut alors être excisée qu'au ras de l'ouverture intérieure de la plaie, et la *partie périphérique* du cristallin n'est pas démasquée.

1° Si l'incision est trop rapprochée du centre cornéen, on a encore un résultat défectueux, car l'iris n'est pas alors sectionné assez près de la périphérie.

Si la pointe du couteau n'est pas constamment éloignée du côté de la cornée, après son introduction dans la chambre antérieure, on s'exposera *à blesser la cristalloïde* et à produire ainsi une cataracte traumatique.

2° Si l'iris n'est pas bien régulièrement développé, la section irienne sera irrégulière et disgracieuse; les angles du sphincter doivent toujours être réduits et bien revenus à leur position normale, de manière que la nouvelle et l'ancienne pupille donnent la *forme d'un trou de serrure.*

3° L'excision d'un petit fragment de cornée pendant la section de l'iris aura peu d'inconvénient; cependant il faut l'éviter spécialement dans ce cas, pour obvier à la rétraction cornéenne provoquée par la cicatrisation de cette perte de substance; c'est ainsi qu'on n'aura pas à craindre d'astigmatisme irrégulier en face de la pupille nouvelle. Quant au sang qui se trouve dans la chambre antérieure, il sera facilement évacué.

2° Cataracte complète.

Discision à travers la cornée. — On se sert de l'aiguille imaginée par Bowman, et qu'il a nommée aiguille à arrêt; elle convient admirablement pour cette opération. Elle est fort étroite, son tranchant n'excède pas un millimètre ; son col ferme hermétiquement la plaie et empêche l'humeur aqueuse de s'écouler. De plus, un doublement brusque de l'épaisseur de la tige, commençant à un centimètre environ de la pointe, permet à l'opérateur d'agir, sans aucune crainte que l'instrument s'enfonce trop profondément dans l'œil.

L'aiguille est introduite obliquement sous un angle très-aigu, dans la cornée, au milieu de l'espace situé entre sa circonférence externe et le bord de la pupille largement dilatée. L'instrument, d'abord tenu à plat, est ensuite tourné de champ ; pour agir sur le cristallin, on se contente de faire une simple incision à la capsule, puis de retirer l'instrument, pour faire une lacération nouvelle ou une discision, quelques semaines plus tard, alors que le travail de résorption, déterminé par la première opération, est arrêté. La ponction ou la discision se répètent ainsi à quelque temps d'intervalle, selon le mouvement de résolution qui en est la suite. Il faut toujours attendre, pour revenir à une nouvelle opération, que l'irritation résultant du traumatisme amené par celle qui a précédé ait complétement disparu.

Quand le cristallin est mou, le sujet jeune, et l'incision faite à la capsule d'une largeur suffisante, il se peut que la cataracte se résorbe à la suite d'une seule lacération, dans l'intervalle de trente à quarante jours, ou bien qu'on soit obligé de renouveler la discision. Tout cela dépend de la consistance du cristallin et de la façon plus ou moins complète dont il a été exposé à l'action de l'humeur aqueuse. Dans les cas de cataracte liquide, on peut, ou bien faire la discision simple, ou bien, suivant le conseil de Grœfe, faire la ponction de la cornée avec une aiguille très-large, et, en la retirant, entrebâiller légèrement, en appuyant avec elle sur sa lèvre postérieure, la petite plaie qu'elle vient de pratiquer, et d'où une partie du contenu de la chambre antérieure, dans laquelle le liquide cristallinien s'est épanché, s'échappe à l'extérieur. L'aiguille retirée, on peut encore, au moyen d'un stylet, comme pour les paracentèses cornéales multiples, rouvrir la plaie et vider la chambre antérieure plusieurs fois de suite, à mesure qu'elle se remplit de nouveau.

La discision de la cataracte est une excellente opération, qui convient parfaitement aux cataractes du jeune âge et à celles qui sont de consistance faible. Cependant, elle n'est point pour cela inoffensive. Elle peut donner lieu à divers accidents que nous passerons en revue.

(*a*) La blessure de l'iris est à redouter lorsque l'instrument n'est pas bien dirigé. On est d'autant plus exposé à cet accident, quand on n'est pas prémuni contre lui, et qu'on n'a pas l'œil à opérer bien en face de soi, que, par un effet de réfraction, la pointe de l'aiguille semble, une fois baignée dans l'humeur aqueuse, plus éloignée du centre de la pupille qu'elle ne l'est en réalité. Si donc, alors qu'on a pénétré à travers le centre de la cornée, l'aiguille offre une certaine obliquité, pour peu que la pupille se contracte, l'iris vient rencontrer la pointe de l'instrument. Cet accident arrive aussi quelquefois sans qu'aucune faute ait été commise; c'est ainsi qu'on a vu la pupille dilatée se contracter brusquement au contact de l'aiguille avec la cornée et avant sa pénétration dans la chambre antérieure. Quand cela arrive, il faut attendre que la pupille s'élargisse avant de passer outre, et si elle s'y refuse, ajourner l'opération, et avoir soin, une heure avant de la reprendre, d'introduire quelques gouttes d'une forte solution d'atropine entre les paupières. On doit surseoir également à l'opération lorsque cette même contraction de la pupille est due à une issue brusque de l'humeur aqueuse, ainsi qu'il arrive quand l'aiguille ne remplit pas complétement la plaie de la cornée, et que l'œil s'est trouvé comprimé par les doigts d'un aide distrait ou inexprimenté. Cependant, si la pointe de l'aiguille est arrivée au contact de la capsule, on peut ouvrir celle-ci avant de retirer l'aiguille, et ne pas perdre ainsi tout le bénéfice de la ponction.

(*b*) La perte subite de l'humeur aqueuse peut être aussi suivie de la propulsion en avant du système cristallinien tout entier ou de la lentille dépouillée de sa capsule. Si, pour ce motif ou pour un autre, la cataracte vient alors se placer dans la chambre antérieure, comme on sait qu'elle ne tardera pas à s'y gonfler et à comprimer l'iris et la cornée, il ne faut pas hésiter à l'en déloger, soit en la ramenant en arrière et en la déprimant (réclinaison), soit en l'extrayant par une petite incision faite à la cornée.

(*c*) Bien que, dans l'immense majorité des cas, la ponction de la cornée soit inoffensive et ne laisse aucune trace, il est néanmoins telles circonstances dans lesquelles la kératite et l'iritis en sont la conséquence ; la cornée se dépolit, sa face interne devient jaunâtre, l'humeur aqueuse se trouble, l'iris ne s'aperçoit plus qu'à travers une sorte de brouillard ; souvent alors la pupille se rétracte, devient irrégulière, et contracte des adhérences avec la capsule antérieure du cristallin.

(*d*) Dans les trois ordres d'accidents qui viennent d'être mentionnés, il importe de combattre l'inflammation par les antiphlogistiques, les purgatifs, le calomel à dose altérante, et surtout de maintenir la pupille largement dilatée, quand elle est encore libre, par de fréquentes instillations d'une solution d'atropine, et de chercher à la dégager, par le même moyen, quand elle a contracté des adhérences. On maintiendra, en même temps, sur l'œil, des fomentations tièdes.

(*e*) Parfois l'inflammation suppurative de la chambre antérieure se manifeste à la suite de la division de la cataracte ; elle est due le plus souvent à ce qu'on a laissé l'aiguille trop longtemps dans l'œil ou à l'emploi d'un instrument malpropre. Le troisième jour après l'opération, la cornée se trouble, devient verdâtre, un dépôt de même couleur se fait dans l'iris; un onyx se produit à la partie supérieure et externe de la cornée, bientôt suivi d'un hypopion; enfin tout l'œil se remplit d'un pus épais, qui s'écoule lentement par la paracentèse, et l'œil finit par s'atrophier. Tout cela s'accompagne des symptômes ordinaires de l'iritis parenchymateuse : perte de la coloration de l'iris, dentelures et adhérences de la pupille, impuissance des mydriatiques, douleurs névralgiques intenses dans le sourcil et la tempe, souvent intermittentes. Indépendamment des indications données plus haut, nous signalerons l'utilité des paracentèses et du sulfate de quinine uni à l'opium.

(*f*) Un des premiers effets de la division de la cataracte est le gonflement du cristallin, soit qu'on l'ait laissé entier, soit qu'il ait été divisé en fragments; il en résulte une augmentation du contenu de la coque inextensible de l'œil, et, si cette augmentation est notable, exagération de la pression intra-oculaire, et développement des symptômes glaucomateux. L'œil devient dur, la cornée perd de sa sensibilité, la chambre antérieure s'aplatit, l'iris change de couleur, la pupille a de la tendance à se dilater, le champ visuel est rétréci latéralement. Par suite de l'irritation produite par le cristallin gonflé, il survient une congestion interne, une hypersécrétion dans le corps vitré, et, si ces désordres se continuent longtemps, une excavation de la papille optique. Tout cela peut se produire sans aucune manifestation d'irritation des membranes externes. Quand le cristallin est suffisamment ramolli pour qu'on soit certain de pouvoir l'extraire totalement par une incision linéaire, avec ou sans iridectomie, il faut se hâter de le faire.

(*g*) Une des conséquences de la discision à travers la cornée consiste dans l'adhérence, dans une très-petite étendue, de l'iris à la plaie de la cornée. Cet accident, très-rare, peut survenir même lorsqu'il n'y a pas eu de perte de l'humeur aqueuse au moment de l'opération. On aura recours à l'atropine ou à la belladone pour mettre l'iris en liberté, et, si ce moyen échoue, on pourra plus tard pratiquer la section de la bride (*corelysis*).

(i) La discision, pratiquée un certain nombre de fois à travers la cornée, détermine généralement l'absorption complète ou presque complète de la portion lenticulaire de la cataracte ; mais il reste le plus souvent des débris opaques de la capsule. Nous allons nous occuper du traitement qu'il convient de leur opposer.

3° CATARACTE ARIDE SILIQUEUSE ET CATARACTE CAPSULAIRE SUCCÉDANT A LA DISCISION.

Nous avons vu plus haut que la cataracte aride siliqueuse était composée de parties hétérogènes, comprises entre les deux feuillets de la capsule, et très-friables, en même temps que la circonférence est souvent très-adhérente aux parties voisines. Autrefois on cherchait souvent à extraire ces cataractes, mais les difficultés imprévues qu'on rencontrait dans ces opérations ont fait abandonner l'extraction comme méthode générale du traitement de la cataracte aride siliqueuse. C'est dans les opérations esthétiques seulement qu'on emploiera l'extraction, à l'aide d'instruments tracteurs, comme les pinces fines et les serretèles. A part l'incision de la cornée qui se pratique avec un couteau lancéolaire droit ou courbe, rien n'est réglé dans cette opération ; tantôt il sera utile d'employer des ciseaux fins pour détacher les débris adhérents, tantôt on cherchera à les arracher avec les pinces. Les résultats de ces opérations sont généralement médiocres, soit à cause des difficultés d'extraire entièrement tous les débris de la cataracte, soit à cause de la multiplicité des manœuvres dans la chambre antérieure, qui produisent un traumatisme considérable et des réactions inflammatoires graves de la part de l'iris, soit, enfin, à cause des complications qui coexistent si souvent avec la forme des cataractes regressives. Aussi nous ne décrirons pas le manuel opératoire de ces opérations, qui sont presque tontes de circonstance.

La cataracte burséolée, dans laquelle on trouve une enveloppe capsulaire solide et des adhérences périphériques faibles, est justiciable soit de la discision simple, soit de l'extraction avec incision linéaire. Nous avons cité un cas où M. Trélat employa ce procédé. Mais ici encore, le plus souvent, on doit s'attendre à des difficultés ; c'est encore à une opération de circonstance qu'on sera obligé de recourir. La description des nombreux instruments qu'on a préconisés dans ces opérations irrégulières et des nombreuses manœuvres qu'ils nécéssitent nous entraînerait beaucoup trop loin. Nous ne nous engagerons donc pas sur ce terrain ; nous décrirons seulement l'opération à deux aiguilles de Bowman qui donne, dans la majorité des cas, un résultat optique satisfaisant et presque à peu près certain, tout en laissant dans le champ pupillaire les débris opaques, au milieu desquels on s'est contenté d'ouvrir une voie pour les rayons lumineux.

On procède à l'opération au moyen de deux aiguilles à discision très-fines ; et l'on choisit, pour point d'introduction, les milieux des rayons qui forment le diamètre transversal de la cornée ; la pupille étant dilatée, on commence par enfoncer une aiguille en dirigeant sa pointe vers le milieu de la pupille.

On peut essayer d'agir avec elle seule pour transpercer et déchirer l'obstacle. Mais il ne faut guère compter sur le succès. Si celui-ci fait défaut, on doit se garder de retirer l'aiguille ; il faut, au contraire, en introduire une autre à travers la cornée, en un point opposé au lieu d'introduction de la première, et amener la pointe au contact de celle-ci ; puis, imprimant, à l'une et à l'autre, des mouvements destinés à en écarter les pointes, faire une brèche dont l'étendue sera en raison de cet écartement.

Comme les capsules sont des membranes élastiques, elles se rétractent, se recroquevillent, laissant au centre de la pupille un espace libre. Le corps vitré tend alors à faire hernie entre les lèvres de cette déchirure et à les maintenir écartées.

On peut aussi, suivant le conseil d'Agnew, au lieu de cette seconde aiguille, se servir d'un crochet aigu introduit à travers une incision étroite qu'on a faite à la cornée et qu'on maneuvre de façon à arriver au même résultat, après l'avoir fait passer par l'ouverture pratiquée à la membrane par la première aiguille. En procédant avec prudence et d'une main légère, on peut, de la sorte, obtenir un assez fort écartement des parties opaques.

Pour les opacités qui succèdent aux discisions répétées chez les enfants, l'opération à deux aiguilles est excellente et sans inconvénients. S'il s'agissait de cataracte secondaire, compliquée de fausses membranes vasculaires et adhérentes à l'iris, l'opération serait moins inoffensive; mais l'éventualité que nous signalons est bien rare à la suite du traitement des cataractes spontanées de l'enfance.

TABLE DES MATIÈRES

Paris-Imp. PAUL DUPONT, 41, rue Jean-Jacques-Rousseau. — 2807-2808.8.74

www.ingramcontent.com/pod-product-compliance
Ingram Content Group UK Ltd.
Pitfield, Milton Keynes, MK11 3LW, UK
UKHW020402220726
13923UKWH00004B/1682